CONTRIBUTION A L'ÉTUDE

DE LA PATHOGÉNIE, DE LA PROPHYLAXIE

ET DU TRAITEMENT

DES

ÉVENTRATIONS

POST-OPÉRATOIRES

PAR

LE Dʳ J. BONAVITA

LYON

A. REY, IMPRIMEUR DE LA FACULTÉ DE MÉDECINE

4, RUE GENTIL, 4

1893

CONTRIBUTION A L'ÉTUDE

DE LA PATHOGÉNIE, DE LA PROPHYLAXIE

ET DU TRAITEMENT

DES

ÉVENTRATIONS POST-OPÉRATOIRES

CONTRIBUTION A L'ÉTUDE

DE LA PATHOGÉNIE, DE LA PROPHYLAXIE

ET DU TRAITEMENT

DES

ÉVENTRATIONS

POST-OPÉRATOIRES

PAR

LE Dr J. BONAVITA

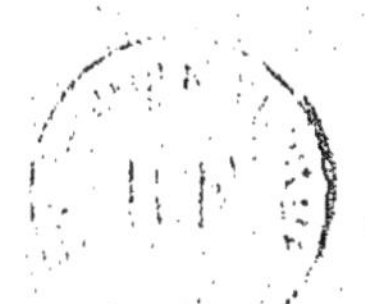

LYON

A. REY, IMPRIMEUR DE LA FACULTÉ DE MÉDECINE

4, RUE GENTIL, 4

1895

PRÉFACE

A mesure que la chirurgie abdominale est devenue plus audacieuse, et, par suite, a vu se multiplier les indications opératoires, on s'est attaqué à des lésions qui ne permettent pas une réunion complète des parois. C'est certainement à cette cause qu'il faut attribuer ce fait paradoxal en apparence, de la fréquence plus grande des éventrations post-opératoires de nos jours.

La pathogénie de ces éventrations est actuellement bien connue, ou du moins mieux connue. Néanmoins il est des cas où, presque fatalement, doit se produire cette complication. Il y a donc lieu de préciser les moyens qui remédieront le mieux à cet inconvénient.

Nous nous proposons, dans ce travail, d'envisager quelques points particuliers de la pathogénie de l'éventration post-opératoire, afin de préciser ensuite quels sont

les moyens prophylactiques d'abord, curatifs ensuite qui
permettent d'y remédier.

Nous insisterons, en particulier, sur un procédé de
suture des parois aponévrotiques proposé par M. Condamin pour assurer la réunion plus intime de ce plan ; sur
l'importance des fils d'attente, suivant la méthode de
M. le professeur Laroyenne, dans les cas où, après une
laparotomie, il ne sera pas possible de fermer complètement
la cavité abdominale.

Enfin, à propos du traitement curatif nous combattrons
un procédé ancien sur lequel est revenu récemment
M. Jaboulay, et nous proposerons un mode opératoire
préconisé par M. Condamin, quand il existe entre les
intestins et les parois des adhérences un peu intimes.

La thèse récente de notre ami M. le D' Serullaz, dans
laquelle les idées de M. Jaboulay sont exposées tout au
long, détermina M. Condamin à combattre ces idées et
c'est à nous qu'il a bien voulu confier ce soin. Ce travail a
donc été exécuté sous son inspiration. Nous sommes heu-
reux de lui exprimer toute notre reconnaissance pour la
bienveillante sollicitude qu'il nous a témoignée dans la
direction de ce travail pour lequel il nous a prodigué son
temps et ses conseils.

Nous prions M. le professeur Laroyenne d'agréer
l'expression de notre respectueuse gratitude pour l'hon-
neur qu'il veut bien nous faire en acceptant la présidence
de notre thèse.

Qu'il nous soit permis en finissant nos études, d'exprimer toute notre reconnaissance à nos maîtres de la Faculté de Lyon qui nous ont prodigué leurs leçons avec tant de zèle et de sollicitude. Nous tenons à remercier en particulier M. le professeur Bard, médecin des Hôpitaux, qui a bien voulu nous accueillir dans son service comme stagiaire et qui, au cours de son enseignement clinique n'a cessé de nous témoigner la plus bienveillante sympathie.

Nous avons divisé notre travail en trois chapitres :

1° *Pathogénie ;*
2° *Prophylaxie ;*
3° *Traitement.*

Dans le premier chapitre chaque point de la pathogénie constitue un paragraphe à part, et cette division est reprise au chapitre II pour la prophylaxie.

CONTRIBUTION A L'ÉTUDE

DE LA PATHOGÉNIE, DE LA PROPHYLAXIE

ET DU TRAITEMENT

DES

ÉVENTRATIONS POST-OPÉRATOIRES

CHAPITRE PREMIER

Pathogénie

Il existe un type d'éventration qui mérite à peine ce nom, car il consiste simplement dans un relâchement, une distension excessive de tous les tissus constituant la paroi abdominale ; c'est l'éventration de la grossesse et des grosses tumeurs abdominales. Le terme éventration implique l'issue des viscères à travers un plan quelconque de la paroi, tandis qu'ici on a simplement un défaut d'élasticité et de tonicité des feuillets pariétaux sans qu'il existe aucune solution de continuité.

Le mot éventration s'applique mieux à ces hernies ventrales consécutives à une plaie de l'abdomen et en particulier à la laparotomie ; c'est celles-là que nous avons en vue dans ce travail.

Parler des causes de l'éventration post-opératoire c'est en indiquer la prophylaxie. On verra d'autre part d'après les résultats donnés plus loin dans quelle proportion ont diminué ces éventrations depuis que l'on s'est attaché à en bien comprendre le mécanisme et à les prévenir par certaines précautions opératoires. La pathogénie de cette affection devra donc occuper une place prépondérante dans son histoire, et chacun des faits qui la constituent être l'objet d'une étude spéciale.

a) Le défaut de réunion des bords aponévrotiques doit être considéré comme une cause constante de l'éventration. A-t on jamais vu, en effet, le plan aponévrotique faire partie du sac de ces hernies? nous ne le croyons pas.

C'est toujours, au contraire par ce feuillet fibreux qu'est formé l'anneau à travers lequel passeront les viscères coiffés du péritoine. Ce fait nous démontre que la résistance de la sangle abdominale est bien due au tissu fibreux. On comprendrait difficilement que ce rôle fût dévolu à la séreuse péritonéale. Quant aux muscles droits, la direction longitudinale de leurs fibres fera qu'ils n'opposeront qu'une faible résistance à une force agissant transversalement, tandis que l'aponévrose qui unit et sépare ces mêmes muscles, et en constitue comme le tendon, d'après l'expression de Gill—Wylie forme le seul plan pouvant résister à une force ainsi dirigée. Aussi toutes les fois qu'après une laparotomie il y aura défaut de réunion des bords aponévrotiques, soit que le chirurgien ait négligé d'en pratiquer la suture, soit que celle-ci n'ait pas tenu, il en résultera presque inévitablement une éventration. Ce n'est pas que la réunion ne puisse avoir lieu sans suture, la chose est possible si la suture en masse a bien compris tous les feuillets ; mais la plupart du temps voici ce qui se passe. Comme l'incision porte d'habitude sur l'un des muscles droits et non sur la ligne blanche, le feuillet antérieur de la gaine fibreuse étant sectionné, ses bords rétracteront et le tissu musculaire fera hernie à travers l'incision. Ceci se produira d'autant plus aisément que la malade sera atteinte d'obésité et que les parois auront été peu distendues précédemment, car dans ce cas la pression intra-abdominale sera plus forte et la rétraction des bords aponévrotiques extrême. Lorsqu'au contraire l'abdomen aura été distendu par une grosse tumeur et que ses parois seront relâchées et exubérantes, la tension sera plus considérable, et le rapprochement des bords de l'aponévrose aisé.

M. Gouilloud [1] dit que le défaut de réunion des bords fibreux peut être encore dû à l'interposition de la couche péritonéale, si dans la suture enchevillée on n'a pas soin de refouler le péritoine avant la transfixion de la paroi.

D'autre part, il n'est pas besoin pour qu'une hernie se produise que l'orifice de sortie soit bien considérable au début, car le simple trajet d'un tube à drainage peut être l'origine d'une éventration très volumineuse, l'anneau aponévrotique se laissant distendre indéfiniment.

b) Nous plaçons en seconde ligne dans la pathogénie des éventrations tout ce qui peut faire suppurer la plaie et empêcher la réunion par première intention. M. Lucas Championnière dit dans son *Traité des hernies* : « Les cicatrices vraiment puissantes, vraiment solides sont celles qui ont été faites par première intention. » Une foule de circonstances pourront s'opposer à cette réunion.

---

[1] Gouilloud, De l'éventration opératoire ; prophylaxie et cure radicale *(Lyon médical, 1892).*

Nous mentionnerons en premier lieu un pansement septique, et nous croyons inutile d'insister sur ce point ; ne serait-il pas oiseux de discuter aujourd'hui les avantages d'un pansement antiseptique?

Des fils septiques introduisant dans l'intérieur de la plaie des germes qui seront cause, soit d'un abcès de la paroi, dissociant les bords du feuillet aponévrotique et empêchant la réunion, soit de suppuration de la plaie elle-même. Au milieu de ce foyer inflammatoire les fils eux-mêmes seront éliminés et on aura ce que nous avons étudié dans le paragraphe précédent, le défaut de réunion desbords aponévrotiques.

Toutes les fois qu'il y a suppuration de la plaie, la réunion des plans musculo-aponévrotiques n'a pas lieu, car à ce niveau la cicatrisation va se faire par granulations et bourgeonnement des lèvres de la plaie. Les bords aponévrotiques ne se réuniront pas ou s'ils le font, ce sera par l'intermédiaire d'un tissu qui se laisse facilement étirer.

c) S'il est presque toujours possible d'éviter la suppuration de la plaie par des soins minutieux apportés, soit à l'opération, soit au pansement, il est des nécessités opératoires impérieuses qui ne sauraient permettre une réunion par première intention ; nous voulons parler des cas où on est obligé de drainer la plaie abdominale.

M. Condamin [1] a remarquablement étudié l'influence du drainage à la Mikuliecz sur les éventrations. Nous empruntons à son mémoire les quelques considérations qui vont suivre sur ce sujet.

[1] Condamin, *Avantages et inconvénients du drainage* « à la Mikulicz ».

Grâce à la lenteur de la cicatrisation au niveau du Mikuliecz, il n'est pas rare de voir survenir une éventration après la réunion secondaire, réunion qui se sera effectuée par bourgeonnement et granulations sans qu'il y ait soudure directe des plans musculo-aponévrotiques.

M. Laroyenne affirme même avoir vu se produire une éventration chez presque toutes ses opérées quand il avait dû laisser un Mikuliecz ou un tube en place et que la plaie s'était fermée par seconde intention. Il existe des moyens de parer à ces inconvénients ; nous les exposerons au chapitre : prophylaxie.

Les tubes à drainage agissent à peu près de même. En tant que corps étrangers ils produisent une exsudation plastique autour d'eux et au bout de quelques heures ils flottent au milieu de ce liquide [1]. Mais à moins qu'il ne survienne de la suppuration, que les adhérences du péritoine ne viennent à être rompues par des excès d'irrigation, l'épanchement cessera au bout de douze à dix-huit heures, le liquide qui s'écoule par le tube deviendra relativement clair et ce dernier pourra être enlevé. Malgré cela il existera toujours à ce niveau un point faible, car la réunion par première intention n'aura pas eu lieu. Ce résultat sera bien plus marqué quand on aura été obligé de laisser le tube pendant plusieurs jours.

La réunion par première intention sera également rendue impossible par la fixation du pédicule d'une tumeur aux parois abdominales. M. Terrier dit avoir presque toujours vu se produire une éventration avec

---

[1] Gills Wylie, Ventral hernia caused by laparotomy *(Americ. j. of obstetrics)*.

cette façon de traiter le pédicule. Le Dr John Homans qui a publié 384 laparatomies n'a vu survenir d'éventrations que dans les cas où il avait suivi pour le traitement du pédicule la méthode extra-péritonéale. Cette méthode entraînerait un tiraillement, un déplacement des viscères avec adhérences propres à favoriser leur issue. Cet inconvénient est d'autant plus marqué que le pédicule est plus court.

M. Laroyenne, fort de son expérience personnelle, nie absolument l'influence de la marsupialisation sur les éventrations postérieures.

d) Tout ce qui augmentera la tension abdominale pendant que la plaie sera en voie de cicatrisation et avant que celle-ci soit complète favorisera naturellement l'éventration en faisant sauter les sutures. La station debout, la marche, les efforts violents agiront ainsi. Aussi M. Lucas-Championnière conseille-t-il de ne permettre à la malade de se lever qu'après trois semaines. Les secousses de la toux, les efforts de défécation devront être évités autant que possible. Une péritonite post-opératoire pourra agir de même en produisant un tympanisme capable de distendre les parois et de faire sauter les sutures.

e) Un état d'amincissement particulier, une faiblesse congénitale des parois, doivent être considérés comme une cause prédisposante de l'éventration opératoire.

Olivier [1] parle de l'absence chez certains individus d'une ou de deux lames aponévrotiques ou de l'existence

[1] Olivier, *Contribution à l'étude des éventrations* (thèse de Paris, 1878).

d'aponévroses à trame si mince et si lâche, que leurs fibres peuvent en être aisément comptées. Il est naturel que chez ces personnes toute incision des parois abdominales prédispose aux hernies, quelque complète que paraisse la cicatrisation. Dans ces conditions on voit en effet la réunion manquer souvent ou éprouver un retard considérable à cause du peu de vitalité des parties réunies. N'en voyons-nous pas la preuve éclatante dans ce fait que, si l'incision de la laparotomie passe au niveau de la cicatrice ombilicale, il est rare de ne pas voir se développer une hernie à ce niveau et ceci parce qu'en cet endroit la paroi abdominale présente précisément cet état de minceur et de fusion de ses différents plans, dont nous venons de parler.

C'est pour cette raison que M. Condamin conseille d'enlever la cicatrice ombilicale au cours d'une laparotomie quand l'incision doit l'atteindre.

M. Gouilloud, dans le travail cité plus haut, nie l'influence de l'état d'amincissement et de relâchement antérieur sur la production de l'éventration. Il prétend que la suture étagée bien faite doit mettre à l'abri d'une telle complication. Nous laissons à cet auteur la responsabilité de son opinion.

f) Une question plus délicate dans l'histoire de cette pathogénie est celle de l'influence que peuvent avoir le siège et les dimensions de l'incision sur la fréquence de l'éventration.

La longueur de l'incision aura, croyons-nous, peu d'influence par elle-même ; nous savons en effet qu'il suffit d'un simple point de suture sauté ou éliminé, d'un simple trajet de tube à drainage pour livrer passage à une éventration. Pourtant les longues incisions seront cause de lenteurs et de difficulté de la cicatrisation.

Le passage de l'incision sur la cicatrice ombilicale sera, au contraire, une cause fréquente de hernie. A ce niveau, en effet, les différents plans de la paroi amincis et adhérents entre eux permettront difficilement la suture à trois étages.

L'incision de la ligne blanche en son milieu facilite l'opération et est plus simple à cause de la minceur plus grande de la paroi à ce niveau, mais pour la même raison aussi elle favorise l'éventration. Aussi a-t-on proposé de la latéraliser de quelques millimètres. Wertheimer[1] dit dans sa thèse que cette incision latéralisée a donné des résultats désastreux.

Quant à la limite inférieure de l'incision, quelques auteurs y attachent une grande importance et tous sont d'accord à dire que plus elle se rapproche du pubis, plus souvent elle cédera devant une éventration.

Fasola[2] dit que ces hernies se produisent surtout à la partie inférieure de l'incision parce que les mouvements de la vessie gênent le processus de réparation, d'où le conseil de pratiquer l'incision le plus haut possible. M. Glénard invoque la destruction du muscle pyramidal.

Que penser de ces deux interprétations ? Celle de Fasola nous paraît absolument théorique ; celle de M. Glénard, basée sur un fait d'anatomie de la région, nous paraît plus logique et nous croyons savoir que M. Laroyenne l'a adoptée.

[1] Wertheimer, *Essai sur les hernies consécutives aux opérations de laparotomie* (thèse de Paris, 1888).
[2] Fasola, *Annali di obstet. e gynecol.*, 1888.

Mais pourquoi rejeter l'explication qui se présente la première à l'esprit et qui paraît si rationnelle? Ne conçoit-on pas *a priori* que la tension intra-abdominale soit d'autant plus forte qu'on se rapproche davantage du pubis. Ceci résulterait clairement du fait que l'éventration se développe d'autant plus vite qu'elle est située plus bas, quelle que soit la longueur de l'incision primitive. Quoi qu'il en soit, le fait clinique existe.

CHAPITRE II

Prophylaxie.

Comme nous le disions au début de ce travail, la connaissance de la pathogénie et du mécanisme des éventrations opératoires a attiré l'attention des opérateurs sur les moyens à employer pour éviter cette complication.

Ce chapitre n'est que le complément du précédent ; aussi suivrons-nous le même ordre en reprenant notre division.

a) La nécessité de la suture étagée et de la parfaite réunion des lames aponévrotiques pour prévenir les éventrations post-opératoires paraît aujourd'hui universellement reconnue, et on a renoncé à la suture en masse. Nous avons vu que c'est au tissu fibreux qu'est dévolu le rôle de soutien des parois abdominales, et on devra faire son possible pour en assurer la continuité.

Cette question est venue devant le Congrès de gynécologie qui s'est tenu à Vienne du 5 au 7 juin 1895 et nous

croyons intéressant de faire connaître l'opinion des différents auteurs qui ont pris la parole sur ce sujet.

M. Winter (de Berlin) qui a fait des recherches sur la
fréquence des hernies ventrales survenant après la laparotomie et qui se base sur mille opérations faites à la clinique de Berlin est arrivé à ce résultat, qu'un tiers environ des femmes opérées souffrent de hernies post-opératoires ; mais il ajoute que, pour arriver à ce résultat, il faut
pouvoir suivre les malades longtemps après l'opération,
car la hernie peut encore se produire au bout de deux ou
trois ans. L'auteur pose comme première condition pour
éviter ces hernies la suture en surjet à trois étages assu-
rant une réunion parfaite de la plaie abdominale par première intention. Depuis que ce mode de suture a été
employé, il n'a plus compté que 12 éventrations sur
212 opérations et le volume de celles-ci était moindre que
chez les malades opérées avec l'ancien système de sutures.

MM. Zweifel, Chrobak et Olshausen partagent absolument l'avis de M. Winter.

L'adossement des lames aponévrotiques présente quel-
quefois de grandes difficultés, car, comme nous l'avons vu
au chapitre précédent, il arrive souvent, surtout quand la
tension abdominale est considérable et le sujet obèse, que
le tissu musculaire, la graisse ou même les bords du péritoine s'interposent entre ces lames aponévrotiques et que
celles-ci se rétractent. Il faudrait alors, suivant la recom-
mandation de Gill-Wylie tirer sur ces bords aponévrotiques avec des pinces et les mettre en rapport avant de
placer son point de suture. On facilitera aussi cette manœu-
vre en passant, avant de faire la suture à trois étages,
trois ou quatre fils profonds sur lesquels on fera tirer par

un aide de peur que l'aiguille n'intéresse l'intestin. Enfin, dans le même but, M. Condamin indique un artifice qui nous paraît devoir faciliter également la tâche de l'opéra- teur : « On passe, dit-il, aux deux extrémités inférieure et supérieure de l'incision un fort fil métallique que l'on noue à ces extrémités et par lequel un aide soulève la paroi abdominale, et, par suite, expose aux regards les diverses couches de la paroi.

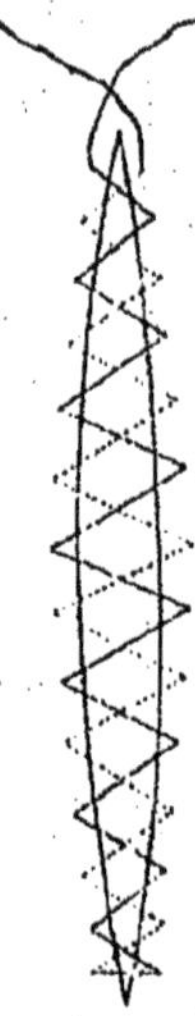

Double surjet croisé de M. Condamin pour la suture des aponévroses.

Il faudra alors apporter un soin tout particulier à la suture des trois plans et surtout à celle du plan aponé- vrotique, car de cette dernière dépendra la perfection de la réunion. Pour pratiquer cette dernière suture nous conseillons le procédé employé par M. Condamin. Le péritoine suturé et refoulé dans la cavité abdominale, on pratique sur l'aponévrose un premier surjet descendant, et, arrivé à l'angle inférieur de la plaie, on remonte en ayant soin de placer les points dans l'intervalle et à égale distance de ceux du surjet descendant.

La réunion de l'aponévrose sera ainsi assurée par une double suture dont les fils se renforcent réciproquement. C'est ce que M. Condamin appelle : « un double surjet croisé. »

Gill-Wylie dit que, lorsque cela est possible, il convient d'interposer l'épiploon entre l'intestin et la plaie, car souvent l'intestin contracte des adhérences avec le péritoine lésé et l'auteur pense que la hernie est moins fréquente avec des adhérences épiploïques qu'avec des adhérences intestinales.

b) Personne n'ignore aujourd'hui quels soins tout particuliers il faut apporter à l'asepsie et à l'antisepsie d'une opération de laparotomie. La suppuration de la plaie, outre les dangers d'infection généralisée qu'elle fait courir à la malade, a encore pour résultat d'empêcher la réunion par première intention, nécessaire pour la fermeture définitive du ventre. La plaie doit être cicatrisée au bout de quinze jours à trois semaines ; pour cela le choix d'un pansement n'est pas indifférent et l'on donnera la préférence à la gaze iodoformée et au coton stérilisé maintenus par du sparadrap. La nature des fils à employer importe peu pourvu qu'ils soient aseptiques. Pourtant on donnera la préférence au catgut.

c) Le drainage de la plaie par les tubes ou à l'aide du Mikuliecz s'impose souvent dans les laparotomies ; nous avons vu qu'il a l'inconvénient de favoriser l'éventration opératoire ; aussi M. Gouilloud propose-t-il de substituer dans certains cas au drainage abdominal le drainage par la voie vaginale.

Sans être aussi radical, M. Condamin, dans le mémoire précédemment cité : *Sur les avantages et les inconvénients du drainage « à la Mikuliecz »*, a étudié les moyens de pallier à ces derniers. D'après l'auteur on n'aurait à appliquer ce genre de drainage dans toute sa rigueur que dans les cas où il est employé comme moyen d'hémostase. Dans les autres cas, ruptures d'adhérences étendues, déchirure ou perte de substance du péritoine, persistance de tissus septiques ou morbides, rupture d'abcès dans le péritoine, déchirure de l'intestin, il peut être remplacé par quelques mèches de gaze iodoformée, car on sait aujourd'hui que la force aspiratrice par capillarité est largement suffisante alors qu'elle s'effectue simplement par une mèche de gaze.

M. Laroyenne a proposé pour éviter l'éventration consécutive à l'emploi du Mikuliecz, de placer des fils d'attente qui, après l'enlèvement du Mikuliecz, permettront de réunir les divers plans de la paroi, et d'obtenir une réunion secondaire par première intention. M. Fabre[1] décrit ainsi la technique de cette méthode : « Le manuel opératoire, très simple, peut être varié au goût de chacun des opérateurs ; il faut seulement qu'on puisse se reconnaître facilement au milieu des fils laissés à demeure. On s'est servi de catgut chromique formant des points séparés, placés sur les trois plans de la paroi. Le résultat a été parfait dans une suture secondaire faite au cinquième jour ; mais dans un autre cas où la suture était exécutée au huitième jour, quelques fils, affaiblis par la résorption, se sont rompus rendant le résultat incomplet. Nous avons employé le fil

[1] Fabre, *Annales de gynécologie*, octobre 1893.

métallique embrassant toute la paroi, la peau, l'aponévrose et bien peu de péritoine ; le résultat a été bon ; mais,
néanmoins, M. Laroyenne croît utile de compléter cette
suture par des points séparés placés sur l'aponévrose ;
pour éviter d'avoir trop de fils dans les parties de la plaie
réservées au sac de gaze, on place des fils distincts pour
chaque côté de la plaie : ce sont ces fils qu'on noue deux
à deux au moment où l'on se décide à enlever le drainage.

« Huit ou dix jours après, il est impossible de distin-
guer la partie de la plaie qui a été réunie secondairement
de celle qui a été cicatrisée par première intention.

« Par ce procédé, il est possible d'obtenir une réunion
immédiate secondaire dans une laparotomie suivie de drainage, et une guérison rapide avec reconstitution d'une
paroi à l'abri de l'éventration, comme si la réunion avait
été exécutée dans toute la longueur de la plaie au moment
de l'opération. »

M. Condamin fait remarquer que ces fils d'attente ne
pourront être utilisés lorsque la plaie suppurera et qu'il
faudra laisser très longtemps le drainage en place.

De même l'emploi de tubes à drainage sera loin de
donner toujours lieu à une éventration s'il est dirigé d'une
façon intelligente. S'il ne survient pas de suppuration, dit
Gill Wylie, dans le travail déjà cité, l'épanchement cessera
au bout de douze à dix-huit heures, le liquide du tube
deviendra relativement clair et celui-ci pourra être enlevé
au bout de vingt-quatre ou quarante-huit heures.

d) Quelques semaines suffisent à la réunion complète
des bords de la plaie si rien ne vient troubler le processus
de réparation ; mais il arrive souvent que les sutures
cèdent devant une force qui tend à séparer ces lèvres

adossées. Nous avons parlé de la tension abdominale occasionnée par la marche, la toux, les vomissements, les efforts de défécation, le tympanisme comme pouvant amener ce résultat. On combattra ces différentes causes d'éventration.

La malade ne devra pas se lever avant trois semaines au moins après l'opération. On lui prescrira de porter pendant un ou deux ans une ceinture. Celle de M. Laroyenne se recommande par sa simplicité et par sa parfaite adaptation aux parties qu'elle a pour but de soutenir. C'est une simple bande large de 6 à 7 centimètres à ses extrémités, s'élargissant à sa partie médiane qui est en même temps légèrement renforcée. Lorsqu'elle est en place, les bords inférieurs suivent exactement les deux aines, et une légère concavité en son milieu fait qu'elle appuie également sur tout l'hypogastre.

On administrera des opiacés contre la toux et les vomissements de l'anesthésie ou de la péritonite ; on combattra la constipation et le tympanisme par des purgatifs. La malade devra éviter tout effort violent.

Si l'éventration survient après qu'on a pris toutes ces précautions et alors qu'on a permis à la malade de se lever, on peut être à peu près certain qu'elle est due à la faute de l'opérateur, et non aux imprudences de la malade, car quelques semaines suffisent à la consolidation de la plaie lorsque les tissus divisés sont exactement apposés, et les années n'ajouteront que peu de résistance à des bords mal ajustés.

e) Lorsque les parois abdominales présentent un défaut de vitalité par suite d'une distension et d'un amincissement excessifs de leurs feuillets, le seul moyen de donner

à leur réunion le maximum de solidité, et de prévenir ainsi
autant que possible l'éventration, c'est de faire une large
résection des tissus de façon à pouvoir opérer d'après la
méthode de M. Gouilloud. Cette méthode qu'on trouvera
dans le travail déjà cité de cet auteur, consiste à inciser
la peau près des bords internes des muscles droits, puis à
ouvrir longitudinalement les gaines de ces muscles, ce
qui donne de chaque côté deux lèvres aponévrotiques à
suturer, et par suite deux plans de sutures : un plan pro-
fond réunissant les lèvres internes des sections des deux
gaines, et un plan superficiel réunissant leurs deux lèvres
externes. M. Gouilloud prétend fournir ainsi une résistance double. La pratique de ce procédé opératoire per-
mettra seule de juger de sa valeur.

f) Il faut éviter autant que possible, avons-nous
dit, les incisions trop grandes qui, à d'autres inconvénients joignent celui de favoriser les éventrations par
la lenteur et la difficulté de la cicatrisation. Aussi con-
seille-t-on de pratiquer d'emblée une incision de 12 à
15 centimètres qu'il sera aisé de prolonger si on la juge
insuffisante.

Eviter surtout de passer sur la cicatrice ombilicale car,
comme nous le disions plus haut la disposition des tissus
à ce niveau ne peut que favoriser une hernie ultérieure
en ne permettant pas la suture à trois étages.

On a dit qu'il fallait contourner l'ombilic, M. Condamin [1] fait mieux et le supprime complètement. Il préco-
nise l'omphalectomie au cours de toute laparotomie où

[1] Condamin, De l'omphalectomie au cours des laparatomies
(*Province médicale*, 1894).

on est obligé de remonter au-dessus de l'ombilic :
« Toutes les fois, dit-il, qu'on est obligé de remonter
au-dessus du nombril, au lieu de contourner celui-ci,
comme on a l'habitude de le faire en passant à sa gauche, il faut enlever l'anneau fibreux ombilical pour
pouvoir faire de haut en bas une suture continue intéressant successivement le péritoine, la couche musculo-apo-
névrotique et enfin la peau. » Cette opération a pour
avantages : 1° de supprimer l'infundibulum cutané toujours difficile à désinfecter ; 2° de permettre les trois
plans de suture ; 3° de faciliter l'adossement parfait des
surfaces internes, ce qui est impossible lorsque l'ombilic
est conservé. Le procédé opératoire consiste à circon-
scrire la cicatrice par une incision cutanée formant une
ellipse allongée, puis à achever la section à l'aide de
ciseaux courbes en ayant soin d'intéresser les bords
internes des gaines des droits.

Quant à la limite inférieure de l'incision, il faudra la
reporter le plus haut possible, autant que les exigences
de l'opération le permettent. C'est surtout lorsqu'on aura
été obligé de descendre très bas que la ceinture hypogastrique de M. Laroyenne rendra de grands services.

Malgré toutes ces précautions opératoires et post-opératoires qui constituent par leur réunion la prophylaxie
des éventrations, on voit souvent survenir cette complication alors qu'on avait tout fait pour l'éviter, tandis
qu'il arrive, par contre, que la guérison se maintient chez
des personnes qui n'ont pris aucune précaution pour cela.
Aussi nous demandons-nous s'il n'existe pas pour cette
affection, comme pour tant d'autres, une prédisposition
individuelle relevant sans doute de la qualité des tisssus.

CHAPITRE III

Traitement.

L'éventration post-opératoire est une des infirmités les plus pénibles, qui expose aux complications les plus graves si par une intervention chirurgicale précoce on ne vient pas remédier à cet état de choses.

L'intervention s'impose plus encore peut-être que pour les autres hernies. Il est de règle de voir les bandages ne maintenir qu'imparfaitement les éventrations. En outre ces hernies ventrales sont essentiellement douloureuses, surtout quand il existe des adhérences, et le port d'un bandage ne fait qu'exaspérer ces douleurs. On connaît aussi les troubles fonctionnels ou sympathiques qui accompagnent cette affection et qui seront d'autant plus accentués que la hernie sera plus volumineuse.

Pour toutes ces raisons il faudra donc intervenir de bonne heure. Mais ce n'est pas tout. Si on tient compte de ce fait que les éventrations consécutives à une laparotomie sont plus fréquentes chez les femmes, que chez elles les vêtements à la ceinture sont généralement plus compressifs, que la tendance à l'embonpoint est plus marquée que chez l'homme, nous ne serons pas étonné de voir se produire des ulcérations, de l'eczéma, de l'intertrigo accompagnés de sécrétions plus ou moins abondantes. Ces irritations cutanées peuvent à un moment donné être l'origine d'accidents infectieux et même de gangrène, surtout chez les vieillards, complications qui habituellement sont suivies de mort.

Nous ne ferons que mentionner la formation de hernies secondaires dans les loges du sac, l'obésité qu'acquièrent les sujets porteurs de cette infirmité par suite de l'immobilité à laquelle ils sont condamnés.

Une autre indication d'intervention hâtive résultera de la séparation, de l'écartement progressif des bords fibreux qui enserrent plus ou moins la base de l'éventration. Ces bords aponévrotiques s'accommoderont à leur nouvelle position, perdront de leur élasticité de telle sorte que pour les réunir et les maintenir plus tard sur la ligne médiane, il faudra une force considérable capable de compromettre la solidité des sutures.

Pour toutes ces raisons il faudra donc opérer une éventration dès qu'on sera certain de sa production. L'opération sera alors d'une simplicité extrême et comparable à la cure radicale d'une petite hernie inguinale.

Nous passerons rapidement en revue les différents procédés employés pour la cure radicale des éventrations opératoires. Ils se résument dans les trois méthodes auxquelles se rattachent les noms de Simon (d'Heildelberg) de de Maydl et de Chrobak. Nous dirons un mot seulement du procédé de Chrobak, nous réservant d'insister surtout sur la méthode de Simon, modifiée par M. Jaboulay, et sur celle de Maydl.

Nous empruntons à M. Gouilloud la description de ces différents procédés.

Chrobak réséque la peau mais évite d'ouvrir le sac péritonéal, puis il fait par dessus une suture soignée de la couche aponévrotique dont il reconnaît l'importance et à laquelle il attribue une notable diminution de fréquence des hernies ventrales.

M. Gouilloud modifie légèrement ce procédé : comme Chrobak il ménage le sac péritonéal, mais tandis que ce dernier suture par-dessus le sac refoulé les bords internes des gaines non ouvertes des muscles droits, M. Gouilloud ouvre longitudinalement ces gaines sur leur bord interne, ce qui donne de chaque côté deux lèvres à suturer et par suite deux plans de sutures.

Ce procédé a donné une fois à Chrobak, deux fois à M. Gouilloud un bon résultat, mais nous nous demandons s'il serait toujours facile d'isoler le péritoine de la peau.

En 1884 Maas réséque la peau, ouvre le sac péritonéal et fait une suture séparée du péritoine et des muscles droits. Trois mois après il avait une récidive; pouvait-il en être autrement ?

Maydl en 1886, s'inspirant des idées nouvelles, modifie le procédé de Maas en suturant isolément les plans aponévrotiques. Voici son procédé : Après avoir excisé une portion du sac herniaire à l'aide d'une incision elliptique intéressant toute l'épaisseur du sac, il pratique l'ouverture

péritonéale et refoule l'intestin hernié dans l'abdomen.
Cela fait il dispose les plans de suture de la façon suivante :
Un premier plan est destiné au péritoine, un second
réunit les lèvres postérieures des gaines des droits, un
troisième les corps mêmes de ces muscles et les lèvres
antérieures de leurs gaines ; enfin un quatrième plan
suture les lèvres de la plaie cutanée. Entre le premier et
le deuxième plan Maydl place un tube à drainage.

A cette méthode se rattache une série de cas heu-
reux appartenant à différents chirurgiens. Aussi peut-on
la considérer aujourd'hui comme la méthode de choix et
est-elle exclusivement adoptée.

En 1877 Hadlich relate deux cas traités par Simon à
l'aide d'un procédé nouveau. Simon, après avoir réduit
l'intestin hernié, déprime la peau vers la cavité abdomi-
minale ; il fait alors une incision circulaire qui pénètre
jusqu'aux couches profondes du tissu cellulaire sous-
cutané, de manière à avoir un avivement de 2 centimètres
de large. Les surfaces d'avivement se réunissent en haut
et en bas à angle aigu. On réunit tout d'abord par une
suture superficielle les bords internes et postérieurs de la
plaie, et les fils sont noués du côté de la cavité abdominale.
On ferme ainsi le cul-de-sac cutané formé par l'invagina-
tion de la hernie ventrale. Puis on place une série de
sutures superficielles et demi-profondes pour rapprocher
le reste de la surface avivée. On met un petit drain dans
l'angle inférieur de la plaie afin de permettre l'élimination
des produits secrétés par la plaie et par la peau et qui
s'accumuleraient dans l'espace situé en arrière de la suture.

Cette opération de Simon, délaissée depuis longtemps et
presque tombée dans l'oubli aurait à peine mérité une

mention si on n'y était revenu ces temps derniers à Lyon même. M. Jaboulay a cru trouver une indication de cette méthode pour les éventrations avec adhérences intestinales ; il y a apporté, il est vrai, des modifications importantes. Au lieu de l'incision circulaire de Simon, M. Jaboulay en trace deux en croissant, formant dans leur ensemble une ellipse qui circonscrit l'éventration cicatricielle et dont les extrémités sont opposées deux à deux sans se toucher. L'incision comprendra la peau, l'aponévrose superficielle et entamera le corps musculaire des droits ; il ne va pas jusqu'à l'aponévrose profonde de peur d'intéresser le péritoine et l'intestin. Il fait une suture spéciale de l'aponévrose.

Cette méthode compréhensible et acceptable à un moment où l'ouverture du péritoine était chose toujours grave, où l'entérorrhaphie pour blessure de l'intestin était peu à la mode, a été condamnée par tous les chirurgiens qui se sont, dans ces dernières années, occupés de la question : « Personne, dit le professeur Berger, n'aurait plus l'idée actuellement de recourir, pour obtenir la guérison d'une éventration, au procédé qui a été employé par Simon et décrit par Hablich ; ce n'est qu'un dérivé du procédé de la suture sous-cutanée employée par Wood dans les hernies ombilicales.

Nous nous associons complètement à ce jugement, et contrairement à l'opinion de M. Jaboulay, nous croyons qu'il n'est pas de mise même quand il existe de nombreuses adhérences intestinales. Comme le dit M. le Dʳ Serullaz [1] dans sa thèse inaugurale, où les idées de M. Jaboulay

---

[1] Sérullaz, *Contribution à la cure radicale de l'éventration post-opératoire avec adhérence intestinale* (th. de Lyon, 1895).

sont exposées tout au long, la tendance actuelle est d'appliquer aux éventrations post-opératoires la méthode de cure radicale des hernies en général.

La malade qui fait le sujet de l'observation II de M. Sérullaz, et que nous eûmes l'occasion de voir un mois à peine après l'opération, se plaignait de ne pas avoir le ventre suffisamment serré, d'éprouver des tiraillements sur la partie inférieure de la cicatrice et de ressentir de nouveau les malaises inhérents à une éventration. Bien que cette infirmité ne se fût pas reproduite à ce moment-là, elle réclamait avec insistance une nouvelle intervention. Nous voudrions pouvoir dire ce qu'est devenue cette femme, nous l'avons malheureusement perdue de vue.

En cherchant à nous expliquer ces malaises nous avons pensé qu'ils pouvaient bien être dus à un commencement de récidive que nous expliquerions de la façon suivante : le sac invaginé sera bien contenu sur toute la largeur de la suture, car à ce niveau l'éventration ne saurait avoir lieu que si la suture aponévrotique cédait ; mais aux deux extrémités il existera deux orifices à travers lesquels pourra pointer une éventration nouvelle, dût-elle pour cela suivre d'abord un trajet parallèle à la paroi abdominale en suivant le trajet du canal existant derrière la nouvelle paroi, laquelle à ce niveau remplit tout au plus le rôle d'un bandage. La hernie se produira surtout à la partie inférieure de la plaie, ce qui confirmerait notre théorie sur la plus grande fréquence des éventrations à cet endroit.

Un autre inconvénient de la méthode Simon-Jaboulay, c'est qu'elle établit dans l'épaisseur de la paroi abdominale un cul-de-sac ou plutôt un canal à parois cutanées dans lequel s'accumuleront les produits sécrétés par la plaie et par la peau et qui pourra constituer plus tard un véritable danger. Il se formera dans son intérieur un un magma, composé de substance sébacée, de sueur et de détritus épidermiques, capable d'irriter la peau, produisant de l'érythème, de l'eczéma et pouvant devenir l'origine d'infection phlegmoneuse.

La blessure de l'intestin au cours de la libération des adhérences est possible, il est vrai ; M. Condamin l'a vue se produire en assistant M. le professeur Laroyenne dans un cas de cure radicale d'éventration latérale post-opératoire, chez une vieille femme. Il fallut pratiquer une entérorrhapie de 7 à 9 centimètres de long. La guérison n'en a pas moins été rapide et ne s'est accompagnée d'aucun accident.

Cependant, nous croyons que par un procédé spécial, imaginé et décrit par M. Condamin [1] qui l'a mis en pratique une fois avec un plein succès, comme le démontre notre première observation, on peut éviter la déchirure de l'intestin, quelque adhérent qu'il soit et quelle que soit l'étendue des adhérences. Nous empruntons à M. Condamin la description de ce procédé.

L'auteur conseille, quand on soupçonne des adhérences de l'intestin avec le sac de l'éventration, de procéder comme s'il s'agissait d'une hernie ombilicale, que l'on traite actuellement par l'omphalectomie. « Circonscrivez d'abord un des côtés de l'éventration par une incision portant au niveau du point où l'on commence à sentir le rebord de l'aponévrose qui forme le collet du sac. Pénétrez jusqu'au

---

[1] Condamin, De la cure radicale de l'éventration post-opératoire avec adhérence intestinale (*Province médicale*, 1895).

péritoine, comme dans une laparotomie et renversez en dehors, pour y voir clair, les parois de l'éventration qui se présentent à vous par leur face interne. Essayez de libérer les adhérences, comme dans une hernie ombilicale. Si vous blessez l'intestin quelques points de suture « à la Lembert » fermeront cette plaie. Si vous trouvez des adhérences trop solides libérez-les en sculptant avec des ciseaux ou le bistouri dans l'épaisseur des couches pro fondes du sac. Vous laisserez ainsi à la surface de l'intestin quelques fragments de téguments cruentés, mais après libération complète vous pourrez en exciser une partie et adosser les bords de ceux que vous laisserez pour éviter une surface sanguinolente dans l'intérieur du péritoine. Le calibre de l'intestin ne sera réduit que d'une façon insignifiante et probablement d'une façon seulement provisoire. Une incision semblable et symétrique à la première achèvera de supprimer les parois du sac de l'éventration.

L'intestin à ce niveau peut être réduit sans danger et les bords de la plaie réunis par plusieurs étages de sutures, comme dans une laparotomie ordinaire.

En somme, dans la hernie ombilicale on fait aujourd'hui l'*omphalectomie* pour obtenir une cure radicale ; dans l'éventration post-opératoire, il faut faire quelque chose d'analogue, l'*éventrectomie*. Joignez-y dans les cas d'adhérence la libération par déchirure ou en sculptant dans l'épaisseur des parois de recouvrement et vous aurez un procédé auquel on ne peut adresser que la critique d'être un peu long et peut-être un peu plus difficile que celui de Simon. Mais jamais les chirurgiens n'ont pris au sérieux l'objection tirée de la difficulté opératoire quand il s'agit de juger une intervention ou une méthode.

OBSERVATIONS

OBSERVATION I

Salpingite double opérée par la voie abdominale. — Plaie de l'intestin; fistule stercorale. — Guérison de la fistule par l'entérorrhaphie. — Éventration. — Cure radicale de l'éventration par un procédé spécial.

G... J...., vingt-deux ans, demeurant à Lyon, rue Sainte-Hélène. Entre à la Charité, service du professeur Laroyenne, au printemps de 1894. Souffre depuis assez longtemps d'une annexite double.

4 mars 1894. — Les mous sont élevés, ce qui décide M. le professeur Laroyenne à intervenir par la voie abdominale. Libération très pénible des annexes qui étaient adhérentes à l'intestin. Une hémorragie assez sérieuse se produit au cours de l'opération. Pour l'arrêter, on dut placer plusieurs pinces à forcipressure qui furent laissées à demeure pendant quarante-huit heures. L'intestin ayant été blessé au cours de cette intervention, et une fistule stercorale donnant passage à la presque totalité des ma-

tières se produisit. Quelques cautérisations superficielles et même profondes n'amenèrent aucun résultat.

En juin 1894, M. Condamin, assisté de M. Gouilloud, débride les bords de la fistule et va à la recherche de l'anse intestinale, qui présentait cette fistule. C'était la partie supérieure de l'S iliaque.

Libération des bords de la fistule et entérorrhaphie longitudinale. La guérison se maintient les jours suivants. Un drainage à la Mikulicz avait été placé pour plus de sécurité et dans la crainte qu'un des fils cédât.

Le drainage fut enlevé au bout de huit jours : la plaie se ferma assez rapidement. Quelques temps après, la malade pouvait sortir du service parfaitement guérie et de sa fistule et de ses lésions annexielles.

La marche était facile. La malade faisait de la bicyclette sans peine et surtout sans douleurs. Quelque temps après, elle commence à s'apercevoir qu'au niveau de l'ancienne plaie de la laparatomie malgré le port constant d'une ceinture à pelote, il commençait à se produire une éventration.

Le 13 avril 1895, elle rentre à la Charité pour se faire opérer de son éventration. Celle-ci a le volume du poing ; elle renferme des anses intestinales qui paraissent adhérentes à la peau ; sur tout le pourtour on sent un rebord coupant formé par l'aponévrose de la ligne blanche qui forme de chaque côté deux replis semi-circulaires.

Opération. — M. Condamin procède comme dans la cure radicale d'une hernie ombilicale par le procédé de l'omphalectomie.

Incision à droite de l'éventration au niveau du rebord aponévrotique. On pénètre ainsi jusque dans le péritoine et l'on rabat en dehors et à gauche le lambeau ainsi formé. Il entraîne avec lui des anses intestinales fortement adhérentes à la paroi du sac de l'éventration. Le décollement pur et simple des anses intestinales paraît impossible. Pendant qu'un aide tire sur l'intestin, M. Condamin effectue la libération des adhérences en coupant avec des ciseaux dans l'épaisseur des téguments. De cette façon, une partie des portions profondes de la peau reste adhérente aux anses intestinales qui sont ainsi sûrement ménagées.

Lorsque la libération est terminée, on complète aux ciseaux l'excision des parois, sur une ligne symétrique avec la première incision. On peut alors réséquer une partie des fragments restés adhérents à l'intestin. Quant aux autres ils furent par un fin surjet, adossés à eux mêmes, de façon à ne pas laisser de surfaces cruentées. Lorsque la toilette fut achevée, l'intestin bien réduit, il fut fait une suture à trois étages, très serrée, portant sur le péritoine, l'aponévrose et la peau.

Suites opératoires très simples. Le lendemain de l'opération la malade allait spontanément à la selle. La réunion par première intention eut lieu sur toute la hauteur.

Le 25 avril, la malade rentre chez elle.

Ses sutures ont très bien tenu, et les deux bords internes de droite se touchent.

Depuis cette époque jusqu'au 28 mai, la malade fut revue plusieurs fois ; elle va très bien, la cicatrice linéaire se voit à peine et les bords de droite sont bien en contact l'un de l'autre.

La malade est très satisfaite.

<h3 style="text-align:center">Observation II</h3>

Malade opérée d'un kyste de l'ovaire il y a quatorze ans, le 18 juin 1878 par M. le professeur Laroyenne. — Éventration. — Opération le 16 décembre 1892 par M. Laroyenne. — Guérison.

F. R...., quarante-trois ans, demeurant à Lyon. Cette malade a été opérée il y a quatorze ans par M. le professeur Laroyenne pour un kyste de l'ovaire. A la suite de cette ovariotomie elle eut de l'éventration deux mois après, éventration qui ne fit que s'accroître depuis cette époque ; ajoutons que depuis cinq ans environ, la malade se plaint d'un point douloureux au niveau de l'hypocondre droit, donnant naissance à des douleurs survenant par accès et s'irradiant dans la cuisse du même côté.

A son entrée, le 12 décembre 1892, on constate que la malade présente une éventration considérable, occupant toute la longueur de l'incision de l'ovariotomie antérieure, c'est-à-dire s'étendant depuis trois travers de doigt au-dessus du pubis jusqu'au niveau de l'ombilic ; l'ancienne cicatrice résultant de l'incision est très peu apparente.

A la palpation on sent très nettement les bords aponévrotiques de l'éventration ; les masses intestinales se présentent sous la peau de cette région de l'abdomen, sous forme de bosselures très facilement réductibles.

A droite, au niveau du point douloureux accusé par la malade, on sent une petite tumeur arrondie, très adhérente à la peau et douloureuse à la palpation ; cette masse semble être de l'épiploon adhérent.

Rien de particulier à noter au toucher vaginal.

Opération. — La malade est opérée le 16 décembre par M. Laroyenne.

On fait, après désinfection soignée de la région, une incision elliptique à grand axe dirigé longitudinalement, c'est-à-dire qu'on enlève toute la portion de la paroi abdominale occupant l'aire de l'éventration. Le péritoine est incisé, et les adhérences épiploïques sont décollées, ligaturées et sectionnées.

On fait alors une suture à trois plans comprenant le péritoine, l'aponévrose et les muscles droits et la peau. Ces sutures sont faites en surjet au catgut.

Pansement iodoformé et bandage compressif.

Les suites opératoires ont été excellentes ; la température s'est élevée à 38°,2 le lendemain, pour redevenir normale les jours suivants.

La malade quitte le service le 5 janvier ; la suture est parfaite.

Observation III

*Ablation de l'ovaire gauche en 1889. — Quatre ans après
éventration opérée par M. le professeur Laroyenne. —
Abcès de la paroi et nouvelle éventration huit mois après
Opération en juin 1895.*

R... A., trente-trois ans. Entrée le 1er juin à la Charité. A
vingt ans, accouchement prématuré à huit mois. Trois autres
accouchements dont le dernier à vingt-six ans.

Amputation du col de l'utérus à Paris en décembre 1889.

Le 24 février 1890, ablation de l'ovaire gauche (Picquet, Pozzi).

A la suite de cette ablation d'annexe par la voie abdominale est
survenue une éventration. Entrée dans le service de M. Laroyenne
le 3 août 1893, la malade a été opérée le 4. Consécutivement à
cette intervention, dix jours après s'est déclaré un abcès de la
paroi abdominale à la suite duquel on fait sauter les fils et la plaie
ne se ferma que huit mois après. A cette époque la malade quitta
sa ceinture et l'éventration se produisit petit à petit.

A l'heure actuelle, éventration assez accentuée. Beaucoup de
constipation. Digestions très pénibles. Un peu de pollakiurie.

Le 10 juin 1895, ablation complète du sac. Quelques adhérences
épiploïques, pas d'adhérences intestinales. On met trois plans de
sutures.

Le 25 juin, la malade s'en va considérablement améliorée et
portant une ceinture hypogastrique. La plaie est complètement
fermée.

CONCLUSIONS

I. L'éventration post-opératoire doit être rattachée aux causes suivantes :

a) Défaut de réunion des bords aponévrotiques.

b) Défaut de réunion par première intention dû, soit à la suppuration de la plaie, soit à la présence d'un Mikuliecz ou d'un tube à drainage.

c) Efforts violents de la malade, toux, vomissements, tympanisme, pouvant faire sauter les sutures.

d) Etat d'amincissement particulier, faiblesse congénitale des parois rendant difficile la suture à trois étages.

e) Une incision trop longue, se rapprochant beaucoup du pubis et passant par la cicatrice ombilicale.

II. A chaque point de la pathogénie de l'éventration se rattachent des moyens prophylactiques.

a) On assurera la réunion des bords aponévrotiques en pratiquant à leur niveau le « surjet double croisé de M. Condamin ».

b) On évitera autant que possible la suppuration. Toutes les fois qu'on le pourra on remplacera le Mikuliecz par de simples mèches de gaze iodoformée ; et pour assurer la réunion secondaire par première intention après l'enlèvement du Mikuliecz, on placera en même temps que celui-ci les fils d'attente de M. Laroyenne.

c) On fera garder le lit pendant trois semaines au moins et on surveillera la toux, les vomissements et la constipation.

d) Dans les cas d'amincissement extrême de la paroi, inciser les bords internes des gaines des muscles droits et suturer isolément les deux plans fibreux ainsi constitués.

e) Faire d'emblée une petite incision quitte à la prolonger ensuite si c'est nécessaire, s'éloigner le plus possible du pubis et dans les cas où on est obligé de remonter au-dessus de l'ombilic, faire l'omphalectomie.

III. Pour le traitement curatif des éventrations on emploiera le procédé de Maydl auquel M. Condamin a apporté d'heureuses modifications dans les cas d'adhérences intestinales, modifications qui permettent de rejeter complétement le procédé de Simon sur lequel est revenu récemment M. Jaboulay.

Voici ce que conseille M. Condamin : Incisez sur un des côtés de l'éventration, pénétrez jusqu'au péritoine et renversez en dehors les parois du sac. Essayez alors de libérer les adhérences ; si elles sont trop solides libérez-les en sculptant avec des ciseaux ou le bistouri dans l'épaisseur des couches profondes du sac. Excisez une partie des téguments cruentés laissés à la surface de l'intestin, et adossez les bords de ceux que vous laisserez pour éviter de laisser une surface sanguinolente dans l'intérieur du péritoine. Le calibre de l'intestin n'en sera réduit que d'une façon insignifiante et probablement provisoire.

INDEX BIBLIOGRAPHIQUE

H. Reignier, Essai sur les hernies ventrales (thèse de Paris, 1870).

Gill Wylie, Ventral hernia caused by laparotomy (Americ. J. of obstetrics, 1887).

P. Wertheimer, Essai sur les hernies consécutives aux opérations de laparotomie (thèse de Paris, 1888).

Sänger, Centralblatt für Gyn., 1888.

John Homans, Boston, 1887.

Pozzi, Traité de Gynécologie, p. 52.

Pozzi, Congrès français de chirurgie, 1888-91.

Fasola, Annali di obstet. e gynecol. 1888.

Edebohls, The prevention of hernia after incision of the abdominal wals (New-York J. gynecol., and obstet., 1893.)

Marcy, Ventral hernia following laparotomy; its causes and means of prevention (Y. Ann. Chicago, 1893.)

Ardl, Notes on a case of ventral hernia following laparotomy (Medical Press and Circ., Lond., 1894.)

Flores, Hernia consecutiva a una talla hypogastrica (An. di Circ. med. Argent. Buenos-Aires, 1894.)

Wathen, Umbilical and ventral hernia (Amer. J. of. obstet. N.-Y., 1893.)

Condamin, De l'omphalectomie et de la suture à trois étages dans cure radicale des hernies ombilicales (Arch. prov. de chir., Paris, 1892).

Gretscher de Waudelburg, D'une hernie par éventration ; guérison rapide (in Mem. de med. et de chirur., Paris, 1881).

Richelot, Société de chirurgie, 1891.

Chrobak, Internat. klin. Runsdschau et Centralbl. f. Gyn. 1888.

Lucas Championnière, Cure radicale des hernies, Paris, 1892.

Maydl, Wiener. med. Press, n° 40, 1886.

Balandin (Saint-Pétesbourg), Congrès de Berlin, 1890. Beilage zum Centralblatt für Gynäk, 1890.

A. Hoffa, Munchines med. Wochenschrift, 1887.

Hadlich, Ueber operative Behandlung der Bauchleruche, Langenbech's Arch., t. XX, p. 568. Hegar et Kaltenbach, p. 244

TABLE

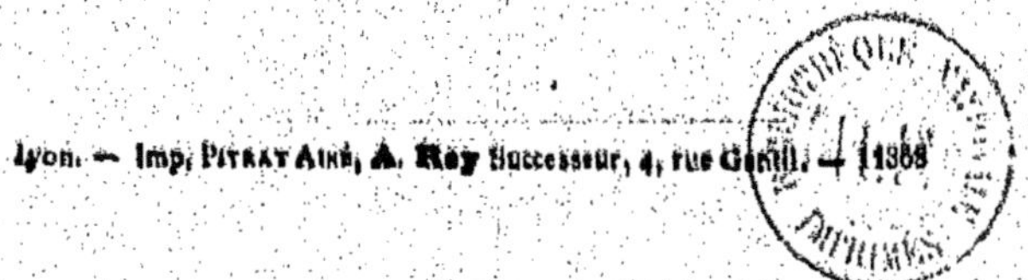

Lyon. — Imp. Pitrat Ainé, A. Rey Successeur, 4, rue Gentil. — 1888

224